essentials

Marlon Possard · Sonja Bleichert

Ethik und Kommunikation in der Krisenverwaltung in Österreich

Lehren aus Pandemie, Energiekrise, Migration und internationalen Konflikten

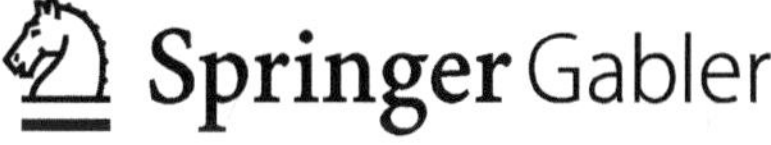

Marlon Possard (iD)
Hochschule für Angewandte
Wissenschaften
Wien, Österreich

Sonja Bleichert (iD)
Hochschule für Angewandte
Wissenschaften
Wien, Österreich

ISSN 2197-6708 ISSN 2197-6716 (electronic)
essentials
ISBN 978-3-658-51315-3 ISBN 978-3-658-51316-0 (eBook)
https://doi.org/10.1007/978-3-658-51316-0

Die Deutsche Nationalbibliothek verzeichnet diese Publikation in der Deutschen Nationalbibliografie; detaillierte bibliografische Daten sind im Internet über https://portal.dnb.de abrufbar.

Planung/Lektorat: Veronika Schuchter
Springer Gabler ist ein Imprint der eingetragenen Gesellschaft Springer Fachmedien Wiesbaden GmbH und ist ein Teil von Springer Nature.
Die Anschrift der Gesellschaft ist: Abraham-Lincoln-Str. 46, 65189 Wiesbaden, Germany

Was Sie in diesem *essential* finden können

- Einen kompakten historischen Überblick zentraler ethischer Theorien von der Antike bis zur Gegenwart
- Eine begriffliche und theoretische Grundlegung von Ethik und Verwaltungsethik
- Eine Analyse ethischer Entscheidungsfindung unter Unsicherheit und Zeitdruck in Krisen
- Eine systematische Betrachtung von Krisenethik und ethischer Krisenkommunikation
- Internationale Vergleichsperspektiven (Deutschland, Schweden, Vereinigtes Königreich, Neuseeland) und deren Relevanz für Österreich

Vorwort

Krisen sind Zeiten verdichteter Entscheidungen. Sie verlangen rasches Handeln unter Unsicherheit, oft bei unvollständiger Informationslage, widersprüchlichen Interessen und hohem öffentlichen Erwartungsdruck. In solchen Situationen zeigt sich besonders deutlich, dass rechtliche Konformität und administrative Effizienz allein nicht ausreichen, um tragfähige, legitimierte und gesellschaftlich akzeptierte Entscheidungen zu treffen. Es ist die Ethik, die in Krisenzeiten zur entscheidenden Orientierungsgröße wird.

Die österreichische öffentliche Verwaltung ist traditionell stark rechtsstaatlich geprägt. Dieses Fundament bildet den unverzichtbaren Mindeststandard staatlichen Handelns. Doch gerade in Ausnahmesituationen (wie beispielsweise während der COVID-19-Pandemie, der gegenwärtigen Energie- und Teuerungskrise oder im Kontext von Migration und internationalen Krisen) stoßen rein normative Vorgaben an ihre Grenzen. Wo Gesetze Auslegungsspielräume eröffnen, Zielkonflikte aufeinandertreffen oder Maßnahmen tief in Grundrechte und Lebensrealitäten eingreifen, rückt die Frage nach der ethischen Legitimität staatlichen Handelns ins Zentrum der öffentlichen Aufmerksamkeit.

Ethik fungiert hier nicht als abstraktes Zusatzinstrument, sondern als praktische Entscheidungs- und Orientierungshilfe. Sie erweitert den Handlungshorizont der Verwaltung um zentrale Werte wie Transparenz, Verantwortung, Gerechtigkeit, Verhältnismäßigkeit, Nachhaltigkeit und Vertrauen. Zugleich stellt sie einen Referenzrahmen dar, um Entscheidungen nachvollziehbar zu begründen und kommunikativ zu vermitteln – nach innen wie nach außen. Denn Krisen sind nicht nur Bewährungsproben für Institutionen, sondern auch für die Glaubwürdigkeit staatlicher Kommunikation.

Die vergangenen Jahre haben, insbesondere mit Blick auf Österreich und die Europäische Union, eindrucksvoll gezeigt, dass Krisenmanagement nicht allein eine Frage von Strukturen, Zuständigkeiten und Ressourcen ist. Ebenso entscheidend ist, wie Entscheidungen zustande kommen, welche ethischen Abwägungen ihnen zugrunde liegen und wie diese gegenüber der Öffentlichkeit kommuniziert werden. Fehlende Offenlegung, widersprüchliche Botschaften oder als ungerecht empfundene Maßnahmen können das Vertrauen in staatliche Institutionen nachhaltig beeinträchtigen, selbst dann, wenn sie formal korrekt umgesetzt wurden.

Vor diesem Hintergrund widmet sich das vorliegende Werk der Rolle von Ethik und Kommunikation in der österreichischen Krisenverwaltung. Es analysiert, wie ethische Standards Entscheidungsprozesse unter Unsicherheit prägen können, welche theoretischen Grundlagen hierfür relevant sind und wie sich ethische Reflexion konkret in Verwaltungshandeln übersetzen lässt. Besonderes Augenmerk gilt dabei der Verbindung von ethischer Entscheidungsfindung und strategischer Kommunikation, zwei Dimensionen, die in der Praxis häufig getrennt betrachtet werden, in Krisenzeiten jedoch untrennbar miteinander verbunden sind.

Anhand ausgewählter Krisenerfahrungen der letzten Jahre werden institutionelle Rahmenbedingungen, Herausforderungen und Lernprozesse aufgezeigt. Ziel ist es nicht, retrospektiv zu bewerten oder einfache Antworten zu liefern, sondern Orientierungswissen bereitzustellen. Dies gilt für Entscheidungsträger:innen, Führungskräfte und Kommunikationsverantwortliche in der öffentlichen Verwaltung ebenso wie für Wissenschaft und Ausbildung. Das Buch versteht sich als Beitrag zur Stärkung einer reflektierten Verwaltungskultur, die auch unter Druck handlungsfähig bleibt und ihre Entscheidungen verantwortungsvoll begründet.

Dieses essential richtet sich an alle, die sich mit staatlichem Handeln in Ausnahmesituationen befassen, und die davon überzeugt sind, dass gute Krisenverwaltung mehr erfordert als schnelle Entscheidungen: nämlich Haltung, Wertebewusstsein und eine Kommunikation, die Vertrauen schafft, ohne Komplexität zu verschleiern.

Wien, Österreich   Marlon Possard
im Februar 2026   Sonja Bleichert

Zusammenfassung

Ethik dient in der österreichischen öffentlichen Verwaltung als Leitlinie für Entscheidungen, die über Rechtskonformität und Effizienz hinaus auch Werte und Verantwortungsbewusstsein berücksichtigen. Besonders bei unklaren oder konflikthaften Rahmenbedingungen kann sie Entscheidungsträger:innen Orientierung bieten. Während Rechtskonformität den Mindeststandard darstellt, erweitern ethische Prinzipien das Handeln um Aspekte wie Transparenz, Vertrauen, Gerechtigkeit und Nachhaltigkeit. In Krisenzeiten, etwa während der COVID-19-Pandemie, der Energie- und Teuerungskrise, im Migrationskontext, oder in internationalen Krisen werden Verwaltungsentscheidungen verstärkt auf ihre ethische Legitimität geprüft. Das vorliegende Werk untersucht, wie ethische Standards Entscheidungsprozesse unter Unsicherheit beeinflussen, stellt theoretische Grundlagen dar und analysiert ethische Entscheidungsfindung, Kommunikation sowie institutionelle Rahmenbedingungen in Krisen.

Inhaltsverzeichnis

Mag. Dr. Marlon Possard, MSc, MA Hochschule Campus Wien, Wien, Österreich

Sonja Bleichert, BA, BSc, MSc Hochschule Campus Wien, Wien, Österreich

Einleitung 1

Krisen stellen staatliches Handeln vor Situationen verdichteter Unsicherheit, beschleunigter Entscheidungsprozesse und erheblicher gesellschaftlicher Folgewirkungen. In solchen Kontexten reicht die Orientierung an rechtlicher Zulässigkeit und administrativer Effizienz allein nicht aus, vielmehr rückt die ethische Qualität staatlicher Entscheidungen als zentrale Voraussetzung politischer Legitimität und gesellschaftlichen Vertrauens in den Vordergrund. Ethik wird damit zu einer konstitutiven Dimension öffentlicher Governance in Krisenzeiten.

Der vorliegende Text versteht *Ethik* als Reflexionsrahmen normativer Prinzipien wie Verantwortung, Gerechtigkeit, Verhältnismäßigkeit und Transparenz. *Verwaltungsethik* bezeichnet deren Anwendung auf institutionelle Entscheidungsprozesse und professionelles Verwaltungshandeln, während *Krisenethik* jene spezifischen moralischen Dilemmata adressiert, die unter Zeitdruck, Ressourcenknappheit und erhöhtem Entscheidungsrisiko entstehen. *Ethische Krisenkommunikation* ist dabei integraler Bestandteil verantwortungsvoller Krisensteuerung, da sie Nachvollziehbarkeit, Akzeptanz und Vertrauen maßgeblich beeinflusst.

Der Praxisbezug dieser Konzepte zeigt sich insbesondere in gegenwärtigen internationalen Krisen, in denen staatliche Akteur:innen Entscheidungen mit tiefgreifenden Grundrechts-, Verteilungs- und Sicherheitsimplikationen treffen müssen. Das vorliegende *essential* analysiert diese Herausforderungen aus einer vergleichenden Governance-Perspektive anhand der internationalen Vergleichsperspektiven Deutschland, Schweden, Vereinigtes Königreich und Neuseeland. Ziel ist es, unterschiedliche institutionelle und normative Zugänge zu Ethik, Führung und Kommunikation in Krisenzeiten herauszuarbeiten und daraus praxisrelevante Schlussfolgerungen für eine ethisch reflektierte Krisenverwaltung im österreichischen Kontext abzuleiten.

Im folgenden Kapitel erfolgt ein historischer Überblick über Ethik, beginnend mit den Denkern Sokrates, Platon und Aristoteles, bis hin zur Gegenwart. Zudem wird eine begriffliche und theoretische Fundierung der Ethik im gegenwärtigen Verständnis vorgenommen, sowie ein Zusammenhang zur öffentlichen Verwaltung hergestellt.

Ethik: Ein kompakter historischer Überblick 2

Der Begriff „Ethik" leitet sich vom altgriechischen Wort ēthos ab, welches bereits ursprünglich zwei Bedeutungen hatte: einerseits „Gewohnheit", „Sitte" oder „Gebrauch" und andererseits „Charakter" oder „innere Haltung". Bereits die Doppeldeutung im Ursprung des Wortes verweist auf einen bis heute gültigen zentralen Spannungsbogen der Ethik: das Verhältnis zwischen gesellschaftlichen Normen und individueller moralischer Haltung. Heutzutage sind „Ethik" und „Moral" voneinander abzugrenzen. Moral bezeichnet hierbei die faktisch geltenden Normen, Werte und Überzeugungen einer Gesellschaft, während Ethik die reflektierende Disziplin darstellt, welche die Moral begründet und auch systematisiert.

Die systematische ethische Reflexion im westlichen Denken beginnt in der griechischen Antike. Bereits Sokrates (469–399 v. Chr.) verknüpft moralisches Handeln eng mit Erkenntnis. Seine zentrale These lautet, dass Tugend eine Form von Wissen sei: Wer das Gute erkennt, handelt auch gut. Unmoralisches Handeln ist nach sokratischem Verständnis daher primär auf Unwissenheit zurückzuführen (vgl. Platon, Apologie des Sokrates; Platon, ca. 399 v. Chr.). Platon (427–347 v. Chr.) vertieft diesen Ansatz, indem er Ethik mit seiner Ideenlehre verbindet. Das Gute besitzt bei ihm einen objektiven, überzeitlichen Status als höchste Idee, an der menschliches Handeln auszurichten ist. Moralisches Handeln bedeutet demnach, sich an einer vernunftmäßig erkennbaren Ordnung zu orientieren, die unabhängig von individuellen Neigungen besteht (vgl. Platon, Politeia, ca. 380 v. Chr.). Eine bis heute prägende Erweiterung erfährt die Ethik durch Aristoteles (384–322 v. Chr.). In seiner Nikomachischen Ethik entwickelt er eine Tugendethik, die nicht primär nach abstrakten Regeln, sondern nach dem Ziel menschlichen Handelns fragt. Dieses Ziel bezeichnet Aristoteles als „Eudaimonia", das gelingende bzw.

M. Possard, S. Bleichert, *Ethik und Kommunikation in der Krisenverwaltung in Österreich*, essentials,
https://doi.org/10.1007/978-3-658-51316-0_2

glückliche Leben. Tugenden versteht er als eingeübte Haltungen, die durch Praxis und Gewöhnung entstehen. Mit der Mesotes-Lehre beschreibt er Tugend als Maßhalten zwischen Extremen, während die Phronesis (praktische Klugheit) die Fähigkeit bezeichnet, in konkreten Situationen angemessen zu urteilen und zu handeln (vgl. Aristoteles, ca. 340 v. Chr.). Ethik ist bei Aristoteles ausdrücklich praxisbezogen und stets im Zusammenhang mit der politischen Gemeinschaft gedacht, da das „gute Leben" nur innerhalb der Polis verwirklicht werden kann.

Im Mittelalter wird das Konzept der antiken Ethik mit der christlichen Theologie verbunden. Die zentrale Figur dieser Synthese ist Thomas von Aquin (1225–1274). Aufbauend auf Aristoteles entwickelt er eine umfassende Naturrechtslehre, nach der es eine objektive, von Gott gestiftete moralische Ordnung gibt, die dem Menschen durch seine Vernunft grundsätzlich zugänglich ist (vgl. Thomas von Aquin, Summa Theologiae 1265–1274). Ethik ist in diesem Verständnis stark normativ und teleologisch ausgerichtet, das heißt, auf ein letztlich göttliches Ziel des menschlichen Handelns hin orientiert.

Mit der Aufklärung löst sich die Ethik zunehmend von religiösen Begründungszusammenhängen. Einen entscheidenden Einschnitt markiert das Werk von Immanuel Kant (1724–1804), der als Begründer der deontologischen Ethik gilt. Kant begründet Moral allein aus der Vernunft und formuliert mit dem kategorischen Imperativ ein allgemeines Prinzip moralischen Handelns. Moralisch richtig ist demnach eine Handlung nicht aufgrund ihrer Folgen, sondern weil sie aus Pflicht und aus Achtung vor dem moralischen Gesetz erfolgt (Kant 1785). Dieser Ansatz ist bis heute besonders prägend für Recht, Staat und öffentliche Verwaltung. Parallel dazu entsteht mit Jeremy Bentham (1748–1832) und John Stuart Mill (1806–1873) der Utilitarismus. Diese konsequentialistische Ethik bewertet Handlungen nach ihren Folgen und erklärt jene Handlungen für moralisch richtig, die den größtmöglichen Nutzen beziehungsweise das größtmögliche Glück für die größtmögliche Zahl von Menschen hervorbringen (Bentham 1789; Mill 1863).

Die gegenwärtige Ethik ist durch einen ausgeprägten Pluralismus gekennzeichnet. Tugendethische, pflichtethische und utilitaristische Ansätze bestehen nebeneinander und werden durch zahlreiche angewandte Ethiken ergänzt. Ethik wird heute zunehmend als reflexive Praxis verstanden, die sich mit institutionellen Rahmenbedingungen, Machtstrukturen und Verantwortung auseinandersetzt (Höffe 2013; Pieper 2017). Aus historischer Perspektive lässt sich Verwaltungsethik als eine Verbindung von Tugend (Haltung), Regelbindung (Pflicht) und Folgenverantwortung begreifen. Sie stellt damit eine institutionalisierte Form praktischer Ethik dar, die auf den verantwortungsvollen Umgang mit öffentlicher Macht und auf die Orientierung am Gemeinwohl abzielt.

2.1 Begriffliche und theoretische Grundlegung von Ethik

Unter Ethik versteht man im Kern die systematische Reflexion moralischer Fragen und Handlungen. Sie befasst sich mit dem Guten und Richtigen im menschlichen Handeln und bildet damit eine normative Grundlage für individuelles wie kollektives Verhalten. Während Moral primär die gelebte Praxis gesellschaftlicher Wertorientierungen beschreibt, ist Ethik die reflektierende und theoriegeleitete Auseinandersetzung damit und somit gleichsam die Wissenschaft von der Moral (Possard 2025). In der Tradition der praktischen Philosophie (Aristoteles, Kant, Rawls) geht es um die Begründung von Handlungsnormen, die universalisierbar, vernünftig und zudem gerecht sind.

Für die öffentliche Verwaltung gewinnt Ethik ihre besondere Bedeutung an der Schnittstelle von individueller Verantwortung, institutionellen Vorgaben und gesellschaftlicher Erwartung. Verwaltungshandeln kann als nicht wertneutral aufgefasst werden, weil es im Besonderen auf Entscheidungen beruht, die Rechtsnormen anwenden, aber zugleich moralische Implikationen haben (beispielsweise in Fragen der Verteilungsgerechtigkeit, Transparenz, Fürsorge und Verantwortlichkeit gegenüber vulnerablen Gruppen). Aufbauend auf der allgemeinen ethischen Grundlegung lassen sich für den Kontext staatlichen Handelns spezifische Teilbereiche der Ethik unterscheiden, die für die öffentliche Verwaltung von besonderer Relevanz sind. Dazu zählen insbesondere Verwaltungsethik, Krisenethik sowie die Ethik der Krisenkommunikation. Diese Ansätze konkretisieren allgemeine moralphilosophische Prinzipien für institutionelle Entscheidungskontexte und ermöglichen eine differenzierte Analyse normativer Herausforderungen im öffentlichen Sektor.

Verwaltungsethik befasst sich mit den normativen Grundlagen, Leitwerten und Verantwortlichkeiten staatlichen Handelns innerhalb administrativer Strukturen. Sie thematisiert die Frage, wie öffentliche Entscheidungsträger:innen rechtlich korrekt, politisch legitim und zugleich moralisch verantwortbar handeln können (Rohr 1989; Huberts 2014). Verwaltungsethik setzt dort an, wo rechtliche Regelungen Interpretationsspielräume lassen oder Konflikte zwischen Effizienz, Gleichbehandlung und Gemeinwohlorientierung entstehen. Im Zentrum stehen hierbei Werte wie Integrität, Gerechtigkeit, Transparenz, Rechenschaftspflicht und Gemeinwohlorientierung (Denhardt und Denhardt 2015). Im österreichischen Kontext wird Verwaltungsethik zunehmend als praxisorientierter Reflexionsrahmen verstanden, der individuelle Entscheidungsträger:innen ebenso adressiert wie institutionelle Kulturen und Verfahren (Possard 2025).

Die *Krisenethik* kann als spezifische Ausprägung der Verwaltungsethik verstanden werden, die sich mit normativen Fragen unter Bedingungen von Unsicherheit, Zeitdruck und erhöhter gesellschaftlicher Betroffenheit auseinandersetzt. Krisen zeichnen sich dadurch aus, dass Entscheidungen häufig unter unvollständiger Informationslage getroffen werden müssen und erhebliche Grundrechts- sowie Verteilungsfragen aufwerfen (Ansell et al. 2010). Krisenethik fokussiert daher insbesondere auf Priorisierungsentscheidungen, den Umgang mit Vulnerabilität, intergenerationelle Verantwortung sowie die ethische Rechtfertigung von Ausnahmemaßnahmen (Jonas 1979; Renn 2008). Zentrale Prinzipien sind dabei Verhältnismäßigkeit, Fürsorge, Verantwortung und Reflexivität.

Eine eng mit der Krisenethik verbundene Dimension stellt die *Ethik der Krisenkommunikation* dar. Sie befasst sich mit der normativen Qualität staatlicher Informations- und Kommunikationsprozesse in Krisensituationen. Ethik der Krisenkommunikation geht über eine rein faktenbasierte oder instrumentelle Informationsweitergabe hinaus und fordert, dass staatliche Kommunikation auch die normativen Grundlagen von Entscheidungen offenlegt (Renn und Levine 1991). Transparenz, Verständlichkeit, Konsistenz und Ehrlichkeit gelten dabei als zentrale ethische Anforderungen. Eine kohärente Verbindung zwischen politischen Entscheidungen und öffentlicher Kommunikation trägt hier wesentlich zur Wahrnehmung staatlicher Legitimität und zum Aufbau von Vertrauen bei (OECD 2023). Krisenkommunikation ist damit nicht nur ein operatives Steuerungsinstrument, sondern ein integraler Bestandteil ethisch verantwortungsvoller Krisenverwaltung.

Im nun folgenden Kapitel wird zunächst auf die Ethik als wesentliche Dimension moderner (Krisen-)Verwaltung eingegangen. Auch erfolgt eine beispielhafte Darstellung von Krisen als Prüfsteine für die Ethik; konkret werden die COVID-19-Pandemie, die Energie- und Teuerungskrise, Migrationsbewegungen und internationale Konflikte beziehungsweise militärische Krisen im Kontext der Verwaltungsethik dargestellt.

Der Stellenwert von Ethik und Entscheidungsfindung unter Unsicherheit

3

3.1 Ethik in der öffentlichen (Krisen-)Verwaltung

Verwaltungsethik geht über bloße Rechtsbefolgung hinaus, und bezieht Fragen von Legitimität, Gemeinwohl und moralischer Verantwortung ein. Gerade dort, wo Recht keine klaren Antworten bietet, ermöglicht sie Orientierung und Reflexion. Gleichzeitig zeigt sich insbesondere in stark hierarchischen Strukturen, dass Loyalität und persönliche Gewissensüberzeugungen aufeinandertreffen können, weshalb ethische Leitlinien und institutionelle Unterstützung notwendig sind. Vor diesem Hintergrund wird deutlich, dass Krisen eine systematische und systemethische Perspektive erfordern. Dies nicht zuletzt, da Verantwortung nicht nur individuell, sondern im Zusammenspiel von Regeln und Verfahren entsteht. Aus diesem Grund gewinnen Prinzipien wie Verantwortung, Gerechtigkeit, Transparenz, Verhältnismäßigkeit und Partizipation an Bedeutung. Ethik soll und darf somit nicht als Zusatzdimension verstanden werden, sondern als Voraussetzung legitimen Verwaltungshandelns. Sie gibt Entscheidungen nicht vor, aber richtet sie begründbar, kritische prüfbar und menschenwürdig aus.

Nun folgend wird auf die Multidimensionalität der Ethik im Kontext der Verwaltung näher eingegangen. Der Terminus der Verwaltungsethik wird definiert, und die Komplexität und Systemethik der Krisenverwaltung wird diskutiert. Schließlich wird die Ethik als Dimension moderner Krisenverwaltung eingeordnet, bevor im Abschn. 3.2 konkrete Beispiele von Krisen als Prüfsteine für die Verwaltung und Ethik behandelt werden.

© Der/die Autor(en), exklusiv lizenziert an Springer Fachmedien Wiesbaden GmbH, ein Teil von Springer Nature 2026
M. Possard, S. Bleichert, *Ethik und Kommunikation in der Krisenverwaltung in Österreich*, essentials,
https://doi.org/10.1007/978-3-658-51316-0_3

3.1.1 Verwaltungsethik: Zwischen Legalität, Legitimität und Moralität

Ethik in der Verwaltung, häufig als „Verwaltungsethik" bezeichnet, bezieht sich auf die normativen Grundlagen, die das Handeln von Verwaltungsorganen, Amts- und Entscheidungsträger:innen und Institutionen leiten sollen. Sie stellt eine Reflexionsebene dar, die über die bloße Einhaltung rechtlicher Vorgaben hinausgeht und diese um Fragen der Legitimität und moralischen Verantwortbarkeit ergänzt (Denhardt und Denhardt 2015; Maesschalck 2004). Verwaltungsethik fordert damit, dass öffentliches Handeln nicht ausschließlich an Legalität im Sinne der *rule compliance* ausgerichtet ist, sondern auch am Gemeinwohl, an Gerechtigkeitsvorstellungen sowie an der Achtung der Menschenwürde (Possard 2025). Diese ethische Dimension gewinnt insbesondere dort an Bedeutung, wo bestehende Rechtsnormen keine eindeutigen Handlungsanweisungen liefern oder neuartige, ambivalente Entscheidungssituationen entstehen. Ethik fungiert in solchen Fällen als Korrektiv und Orientierungsrahmen, der es erlaubt, mögliche Optionen kritisch zu reflektieren und besonders gesellschaftliche Auswirkungen und Folgen mitzudenken (Huberts 2014). Verwaltungsethik ersetzt somit keinesfalls das Recht, sondern versucht es um eine normative Bewertungsperspektive zu ergänzen.

In der österreichischen Verwaltungspraxis manifestiert sich diese Herausforderung vor allem im Verhältnis zwischen hierarchisch-institutioneller Verantwortung und individueller Gewissensentscheidung. Insbesondere in stark hierarchisierten Organisationsstrukturen, etwa in Ministerialbürokratien oder Landesverwaltungen, können Loyalitätspflichten, politische Weisungen und persönliche moralische Überzeugungen in Konflikt geraten. Eine tragfähige ethische Verwaltungskultur erfordert daher institutionelle Rahmenbedingungen, die moralische Urteilskraft, Kritikfähigkeit und Reflexion fördern (Rohr 1989). Dies kann durch Ethikleitlinien, Ethikkommissionen, spezifische Ausbildungs- und Fortbildungsangebote sowie deliberative Austauschformate innerhalb der Verwaltung unterstützt werden. Konkrete Beispiele für die Umsetzung dieser Standards innerhalb der österreichischen öffentlichen Verwaltung sind unter anderem der Verhaltenskodex zur Korruptionsprävention im Öffentlichen Dienst, der Leitfaden Digitale Verwaltung: KI, Ethik und Recht sowie die Bioethikkommission, ein Beratungsgremium für die:den Bundeskanzler:in in allen gesellschaftlichen, naturwissenschaftlichen und rechtlichen Fragen aus ethischer Sicht (Bundesministerium für Kunst, Kultur, öffentlichen Dienst und Sport 2024; Bundeskanzleramt Österreich 2019, 2024).

3.1.2   Komplexität und Systemethik in der Krisenverwaltung

Krisen zeichnen sich in der Regel durch eine hohe Komplexität aus, und weisen häufig einen systemischen Charakter auf. Sie betreffen also nicht isolierte Politikfelder, sondern vernetzte Infrastrukturen, unterschiedliche Verwaltungsebenen sowie eine Vielzahl staatlicher und nichtstaatlicher Akteur:innen. Gleichzeitig entfalten sie oft mittel- und langfristige soziale Dynamiken, deren Auswirkungen nur begrenzt prognostizierbar sind. Eine ethische Auseinandersetzung mit der Krisenverwaltung muss daher diesen Bedingungen Rechnung tragen und systemisch angelegt sein (Renn 2008). Systemethische Ansätze, wie sie unter anderem von Luhmann (1991), Apel (1990) oder Jonas (1979) entwickelt wurden, verlagern den Fokus von individueller Moral auf strukturelle Verantwortungszusammenhänge. In hochdifferenzierten, selbstreferenziellen Systemen ist somit Verantwortung nicht allein einzelnen Entscheidungsträger:innen zuzuschreiben, sondern entsteht im Zusammenspiel institutioneller Regeln, Verfahren und Kommunikationsstrukturen. Für die Krisenverwaltung bedeutet dies, dass ethisches Handeln im philosophischen Sinn nicht primär als individuelles Tugendhandeln verstanden werden kann, sondern als Ergebnis institutionell verankerter Entscheidungsprozesse. Vor diesem Hintergrund gewinnen verfahrensethische Prinzipien besondere Bedeutung. Transparente Entscheidungsabläufe, faire Verfahren, Deliberation und, soweit möglich, Partizipation tragen dazu bei, Verantwortung kollektiv zu organisieren und die Legitimität staatlichen Handelns zu sichern (Habermas 1998; Bovens 2007). Ergänzend dazu kommt der Risikokommunikation eine zentrale Rolle zu. Transparenz über Unsicherheiten, Zielkonflikte und Entscheidungsgrundlagen kann Vertrauen fördern und unrealistische Erwartungshaltungen reduzieren (Renn und Levine 1991). Schließlich verweist insbesondere Jonas' Verantwortungsbegriff auf die ethische Pflicht, auch die langfristigen Auswirkungen von Krisenmaßnahmen sowie deren Folgen für zukünftige Generationen mitzudenken.

Aus diesen Überlegungen lassen sich zentrale ethische Leitprinzipien ableiten, die als Orientierungsrahmen für die öffentliche Krisenverwaltung dienen können: Verantwortung und Fürsorge, verstanden als konsequente Ausrichtung am Schutz von Leben, Gesundheit und Würde, vor allem vulnerabler Bevölkerungsgruppen. Ebenso zentral ist das Prinzip der Gerechtigkeit und Gleichbehandlung, das einen fairen Zugang für alle zu Ressourcen und Chancen, auch unter Krisenbedingungen, fordert (Rawls 1971). Weitere wesentliche Richtsätze sind Transparenz und Rechenschaftspflicht, die eine nachvollziehbare und begründete Entscheidungsfindung verlangen und damit demokratische Legitimität stärken (Bovens et al. 2014).

Partizipation und Deliberation betonen darüber hinaus die Notwendigkeit der Einbindung betroffener Akteur:innen und der Zivilgesellschaft, um Akzeptanz, Vertrauen und geteilte Verantwortung zu fördern. Schließlich verweisen Verhältnismäßigkeit und Reflexivität auf die Notwendigkeit, Maßnahmen laufend auf ihre Angemessenheit im Verhältnis zu Grundrechten sowie auf ihre gesellschaftlichen Nebenfolgen zu überprüfen. All diese Prinzipien sind jedenfalls nicht als starre Idealnormen zu verstehen, sondern als dynamische Orientierungspunkte, deren konkrete Bedeutung sich im Zusammenspiel von Recht, Politik und Moral entfaltet.

3.1.3   Ethik als Dimension moderner Krisenverwaltung

Vor dem Hintergrund der vorangegangenen Überlegungen wird deutlich, dass Ethik in der öffentlichen Verwaltung, insbesondere in der Krisenverwaltung, nicht als nachrangige Zusatzdimension begriffen werden kann und darf. Vielmehr stellt sie eine konstitutive Grundvoraussetzung legitimen staatlichen Handelns dar. Aktuelle Entwicklungen in der österreichischen Verwaltungspraxis (Stichworte sind hier Verhaltenskodizes, Leitlinien und Kommissionen) deuten darauf hin, dass rechtliche Normbefolgung zunehmend durch Elemente ethischer Selbstreflexion ergänzt wird, etwa im Umgang mit Zielkonflikten, Unsicherheiten und gesellschaftlichen Spannungen.

Erfahrungen aus beispielsweise der COVID-19-Pandemie, der Energie- und Teuerungskrise sowie migrationspolitischen Ausnahmesituationen oder internationalen Konflikten verdeutlichen, dass nachhaltige Krisenbewältigung mehr erfordert als fachliche Expertise und administrative Effizienz. Notwendig sind ebenso normative Orientierung, Verantwortungsbewusstsein und moralische Kohärenz staatlichen Handelns (Ansell et al. 2010). Ethik kann dabei keinesfalls die eine „richtige" Entscheidung liefern, und erhebt auch nicht diesen Anspruch. Ihr Beitrag liegt vielmehr darin, einen Reflexionsrahmen bereitzustellen, innerhalb dessen Entscheidungen begründet, kritisiert und weiterentwickelt werden können. Gerade in Krisenzeiten fungieren Ausnahmesituationen als Prüfsteine für die ethische und institutionelle Integrität staatlichen Handelns. Sie verdeutlichen das Zusammenspiel rechtlicher Vorgaben, politischer Zwänge und moralischer Ansprüche und lassen erkennen, inwieweit die Verwaltung dazu fähig ist, unter Unsicherheit verantwortungsvoll zu agieren. Ethik trägt in diesem Sinne dazu bei, die öffentliche Verwaltung als moralisch reflexives System zu begreifen, das komplexe Herausforderungen nicht ausschließlich technisch, sondern auch menschenwürdig und gerecht zu bewältigen versucht.

Das folgende Kapitel widmet sich nun der Frage, wie konkrete Krisensituationen als Bewährungsproben für die ethische Qualität und institutionelle Stabilität der öffentlichen Verwaltung interpretiert werden können.

3.2 Krisen als Prüfsteine: Dilemmata, Werte und Entscheidungsdruck

Krisensituationen wie die COVID-19-Pandemie, die Energie- und Teuerungskrise, migrationspolitische Ausnahmezustände oder internationale Konflikte verstärken die ethischen Spannungen im Verwaltungshandeln in besonderer Weise. Krisen sind durch hohe Dynamik, unvollständige Informationslagen und einen erheblichen Entscheidungsdruck gekennzeichnet. Verwaltungshandeln erfolgt dabei häufig unter Bedingungen der Unsicherheit, während gleichzeitig weitreichende Folgen für Individuen und Gesellschaft abzusehen sind. Hinzu kommen widersprüchliche politische Zielvorgaben sowie knappe zeitliche und materielle Ressourcen, die den Handlungsspielraum zusätzlich einschränken.

Unter diesen Gegebenheiten treten klassische ethische Dilemmata besonders deutlich zutage: Der Schutz von Leben und Gesundheit kann in Konflikt mit der Wahrung individueller Freiheitsrechte geraten, Solidaritätsanforderungen stehen der Betonung von Eigenverantwortung gegenüber, und Maßnahmen zur Nutzenmaximierung können Fragen der Verteilungsgerechtigkeit aufwerfen. Solche Zielkonflikte lassen sich nicht rein technisch oder administrativ auflösen. Vielmehr erfordern sie bewusste normative Abwägungsprozesse, in denen Werte und Prioritäten explizit gemacht werden.

Eine ethisch reflektierte Krisenverwaltung bedeutet daher, Entscheidungen nicht allein nach Kriterien der Effizienz, Zweckmäßigkeit oder formalen Rechtmäßigkeit zu treffen, sondern sie auch anhand normativer Maßstäbe zu beurteilen. In diesem Zusammenhang stellen sich grundlegende Fragen:

- An welchen Werten orientiert sich staatliches Handeln in Ausnahmesituationen?
- Wie werden konkurrierende Güter und Interessen gegeneinander abgewogen?
- Und wie lassen sich Transparenz, Rechenschaftspflicht und Partizipation gewährleisten, wenn schnelle Entscheidungen notwendig sind und klassische Beteiligungsverfahren nur eingeschränkt möglich sind?

Gerade in Krisensituationen mit komplexen und langfristigen gesellschaftlichen Auswirkungen wird deutlich, dass Ethik kein „Luxus" ist, den man in Ausnahmelagen zugunsten pragmatischer Lösungen vernachlässigen kann. Vielmehr stellt sie einen unverzichtbaren Bestandteil verantwortungsvoller Governance dar. Ethik fungiert hierbei als Orientierungsrahmen, der Entscheidungsträger:innen hilft, Handlungsoptionen zu strukturieren, Wertkonflikte sichtbar zu machen und die gesellschaftliche Akzeptanz von Maßnahmen zu fördern. Eine konsequente ethische Reflexion kann somit zur Vertrauensbildung beitragen und die Legitimität staatlichen Handelns stärken.

Umgekehrt birgt eine unzureichende Berücksichtigung ethischer Aspekte erhebliche Risiken. Fehlende Transparenz, inkonsistente Entscheidungen oder als ungerecht empfundene Maßnahmen können Vertrauensverluste, gesellschaftliche Polarisierung und langfristige Erosion institutioneller Legitimität nach sich ziehen. Die ethische Dimension von Krisenmanagement ist daher nicht nur normativ geboten, sondern auch funktional relevant für die Stabilität demokratischer Systeme.

Im nun folgenden Abschnitt soll dies anhand zentraler Krisensituationen näher beleuchtet werden: der COVID-19-Pandemie, der Energie- und Teuerungskrise, migrationspolitischer Ausnahmezustände sowie internationaler Krisensituationen und militärischer Konflikte. Diese Beispiele verdeutlichen exemplarisch, wie unterschiedlich sich ethische Herausforderungen im Verwaltungshandeln manifestieren und welche normativen Fragen dabei jeweils in den Vordergrund treten.

3.2.1 Die COVID-19-Pandemie

Die Pandemie hat die Funktionsweise der öffentlichen Verwaltung in Hinblick sowohl auf die alltäglichen Abläufe, wie auch hinsichtlich gesamtinstitutioneller Entscheidungsfindungsprozesse erheblich beeinflusst (Europäisches Parlament 2022). Eine wesentliche Rolle haben hier Fachgremien als Beratungen der Regierungen gespielt, zu nennen wäre hierzu im Kontext von Österreich beispielsweise die Gesamtstaatliche COVID-Krisenkoordination (GECKO). Durch die Einbindung von Fachexpert:innen sind öffentliche Debatten und parlamentarische Kontrolle im demokratischen Prozess zeitweise in den Hintergrund gerückt (Wieser 2023). Doch auch Expert:innengremien konnten im Falle der COVID-19-Pandemie auf kein gesichertes Wissen aufbauen, da es schlicht noch keine Vorerfahrungen mit dem Coronavirus gab. Ethisch stellt sich hierbei die Frage, worauf sich politische Entscheidungen in gesundheitspolitischen Krisen stützen. Dies wurde und wird im internationalen Setting auf diverse Arten gelöst, daher ist ein wichtiger Faktor auch der Erfahrungsaustausch mit anderen Ländern Kap. 6 (Prat 2020).

Darüber hinaus hat die COVID-19-Pandemie weitere grundlegende ethische Fragestellungen für die (österreichische) Verwaltung mit sich gebracht, insbesondere bezogen auf die Verfassungskonformität sowie den kollektiven

Gesundheitsschutz im Gegensatz zu individuellen Freiheitsrechten (Prat 2020). Obwohl Ausgangsbeschränkungen, Maskenpflichten oder Impfverordnungen massiv in die individuellen Grundrechte eingegriffen haben, wurden sie im Lichte der Pandemie mit dem Ziel gerechtfertigt, Leben zu schützen und die Überlastung des Gesundheitssystems zu verhindern (Savulescu 2023; Cameron et al. 2021). Jedenfalls haben Maßnahmen wie Lockdowns und Shutdowns in mehreren, europäischen Ländern zu Abflachungen der Infektionskurven geführt, sodass die Zahl der infizierten Personen unterhalb der absoluten Überlastungsgrenze bleiben konnte (Specktor 2020). Die Frage, ob die gesetzten staatliche Eingriffe aus wirtschaftlicher und sozialpolitischer Perspektive verhältnismäßig waren, nahm damals und nimmt bis heute aus ethischer Sicht eine zentrale Rolle ein (Prat 2020). Das Solidaritätsprinzip, dem zufolge individuelle Einschränkungen zum Schutz der Gemeinschaft notwendig seien, wurde von der Politik häufig als Begründung angeführt. Vulnerable Gruppen, wie ältere Menschen oder Personen mit Vorerkrankungen, zu schützen, wurde als moralische Leitlinie für zahlreiche Entscheidungen herangezogen und diente als Grundlage für die Legitimität restriktiver Maßnahmen (Kieslich et al. 2023; Yeh 2022).

In Retrospektive wird deutlich, dass die Bewältigung der COVID-19-Pandemie in der Verwaltung von einer Art „Ethik der Alternativlosigkeit" dominiert war. Teilweise waren Regelungen im Sinne des Erhalts der Handlungsfähigkeit unvermeidlich, dies wohl auch verursacht durch die teilweise sehr kurze Zeitspanne, die für Entscheidungsfindungsprozesse zur Verfügung gestanden hat. Obwohl diese Haltung kurzfristig zur Stabilisierung beitrug, reduzierte sie den Raum für ethische Reflexion (Schulze Heuling 2021). Die Krisenverwaltung der Zukunft sollte sich daher verstärkt um Transparenz, Nachvollziehbarkeit und die Offenhaltung moralischer Debatten bemühen, um Legitimität und Vertrauen durch die Bevölkerung auch in Zeiten der Unsicherheit zu gewährleisten.

3.2.2   Die Energie- und Teuerungskrise

Die Energiekrise infolge des russischen Angriffskriegs gegen die Ukraine hat ab dem Jahr 2022 die Verwaltung im Vergleich zur COVID-19-Pandemie vor eine andere, aber ebenso tiefgreifende ethische Herausforderung gestellt. Insbesondere die Teuerungsdynamik im Energiebereich und nachfolgend in nahezu allen Bereichen des alltäglichen Lebens, sind durch die Auswirkungen des Krieges beschleunigt worden (Bundesministerium für Finanzen 2025). Die Politik hat mit unterschiedlichen Maßnahmen wie Preisbremsen, Unterstützungszahlungen und Entlastungspaketen reagiert, die in kürzester Zeit umgesetzt werden mussten (ebd.;

Herndler 2024). Unter hohem Handlungs- und Zeitdruck galt es, wirtschaftliche Effizienz, ökologische Nachhaltigkeit und soziale Gerechtigkeit auszubalancieren, drei Zielgrößen, die oft in Spannung zueinanderstehen (Reininger und Virokannas 2024). Ein zentraler ethischer Aspekt ist hierbei die Frage nach der Gerechtigkeit in der Verteilung der entlastenden Maßnahmen: Welche Gruppen innerhalb der Bevölkerung sollten in welchem Ausmaß entlastet werden? Die Regierung hat sich hierbei um Gerechtigkeit und Fairness bemüht, indem möglichst breit gestreute und universelle Hilfen angeboten wurden (Bundesministerium für Finanzen 2025; European Commission 2023). Von Kritiker:innen wurde jedoch beanstandet, dass die Maßnahmen zwar kurzfristig auf politische Akzeptanz abzielten, jedoch teilweise ökologisch bedenkliche Signale gesendet wurden und, trotz Bemühungen der Politik, soziale Ungleichheiten die Folge waren. Somit wurde auch hier die ethische Verantwortung der Verwaltung verdeutlicht, denn Entscheidungen sollten nicht nur effektiv, sondern auch gleichsam nachvollziehbar und sozial gerecht sein (Kettner und Wretschitsch 2025).

Hinsichtlich der Energiekrise stand auch das föderale System vor vielfältigen Herausforderungen, wie bereits aus den zuvor beschriebenen heterogenen Kompetenzen hinsichtlich Gesetzgebung und -vollzug ersichtlich (Oesterreichs Energie 2025). Über die verfassungsrechtlichen Kompetenzen hinaus erfordert auch die rechtssichere Auszahlung von Hilfsmitteln eine enge Abstimmung zwischen Bund, Ländern und Energieversorgern. In der Praxis hat sich jedoch gezeigt, dass beispielsweise fehlende Daten, unklare Zuständigkeiten und komplexe Förderrichtlinien die Umsetzung hierbei erschweren (Kettner und Wretschitsch 2025; OECD 2024). Ethisch lehrreich für die Verwaltung ist die Energie- und Teuerungskrise vor allem, weil sich zeigt, dass kurzfristige Stabilisierung und langfristige Nachhaltigkeit in einer Art Wettbewerb zueinander stehen können (International Monetary Fund 2022; Kettner und Wretschitsch 2025). Eine zukunftsorientierte Krisenethik in diesem Bereich muss daher jedenfalls auch ökologische Verantwortung als Bestandteil des Gemeinwohls verstehen und Verwaltung befähigen, über kurzfristige Zeiträume (beispielsweise singuläre Legislaturperioden) hinaus zu entscheiden.

3.2.3 Migrationspolitische Ausnahmezustände

Migration ist ein wesentlicher Faktor in der demografischen Entwicklung in Österreich und jedenfalls bereits seit den 1990er-Jahren ein wichtiger Aspekt der öffentlichen politischen Debatte (Abdou 2023). Die Migrationsbewegungen der vergangenen Jahre, insbesondere seit 2015 und aufgrund erneuter geopolitischer Konflikte, haben die österreichische Verwaltung vor dauerhafte ethische

Herausforderungen gestellt. Im Mittelpunkt der Diskussion stehen hier einerseits die staatliche Steuerung und die rechtliche Ordnung und andererseits die humanitäre Verantwortung. Auch kompetenzrechtliche Zuständigkeiten sind, wie im Fall der Energiekrise, heterogen: Asylverfahren und Aufenthaltsrecht fallen in die Zuständigkeit des Bundes, während die Unterbringung und Integration größtenteils Aufgabe der Länder und Gemeinden ist (Spencer et al. 2024; European Committee of the Regions o. J.). Ethische Fragestellungen hierzu sind vor allem jene der Verantwortungszuschreibung und Solidarität innerhalb des föderalen Systems. Die Verwaltung handelt hier an der Grenze zwischen rechtlicher Verpflichtung und moralischem Anspruch. Auf der einen Seite ist das Gebot der Rechtsstaatlichkeit und Gleichbehandlung zu beachten; auf der anderen Seite steht die Menschenwürde der Schutzsuchenden im Zentrum ethischer Überlegungen.

Ein weiterer ethischer Teilbereich im Zusammenhang mit Migrationsbewegungen ist die selektive Solidarität in der öffentlichen Wahrnehmung, beispielsweise anhand des plötzlichen Zustroms ukrainischer Geflüchteter im Jahr 2022. Während die Aufnahme und Unterstützung dieser Personen hier allgemein akzeptiert wurden, trafen andere Gruppen auf politische und gesellschaftliche Ablehnung (Ulrich 2025). Diese Ungleichbehandlung verdeutlicht die Notwendigkeit einer konsistenten Migrationsethik in der öffentlichen Verwaltung und die gerechte Anwendung von humanitären Prinzipien unabhängig von Herkunft oder geopolitischem Kontext.

Die ethische Herausforderung für die Verwaltung hinsichtlich Migration ist die Herstellung eines Einklangs von politischen Vorgaben und moralischen Werten. Die konsequente Einhaltung ethischer Werte in der Verwaltungspraxis kann Polarisierung in der Bevölkerung vorbeugen und das Vertrauen in die Handlungsfähigkeit des Staates stärken, indem sie demonstriert, dass Effizienz und Humanität keine Gegensätze sind, sondern einander bedingen können (Possard 2025).

3.2.4   Internationale Krisen und militärische Konflikte

Auch in internationalen Krisen und militärische Konflikte, ebenso wie in den zuvor beschriebenen Krisenszenarien, erhöht sich der normative Druck auf staatliches Handeln: Entscheidungen betreffen nicht nur die Sicherheit, sondern auch die Wahrung von Menschenrechten und demokratischen Standards. Verwaltungsethik in diesem Kontext erfordert daher die kritische Reflexion über Zuständigkeiten, Interessenkonflikte und die Folgen administrativer Maßnahmen in komplexen Konfliktlagen (Trappe 2021). Krisenethik in internationalen Krisen bezieht sich auf die Abwägung konkurrierender Werte wie Freiheit, Sicherheit und Solidarität unter Zeitdruck und hoher Unsicherheit. Typischerweise verschärfen internationale Krisen und militärische Konflikte Dilemmata der Verwaltung, die sehr individualisiert hervortreten: Schutz von Leben (Gesamtbevölkerung) oder Wahrung individueller Freiheit? Nationale Interessen oder globale Verantwortung? In solchen Situationen legitimiert ethisch reflektiertes Handeln staatliche Maßnahmen nicht nur rechtlich, sondern stärkt auch das Vertrauen in demokratische Institutionen und gesellschaftliche Akzeptanz (European Group on Ethics in Science and New Technologies 2022). Auch die Krisenkommunikation spielt im Sinne der Krisenethik hierbei eine zentrale Rolle. Informationsweitergaben sollten nicht nur rein deskriptiv erfolgen, sondern auch die normative Basis staatlicher Entscheidungen vermitteln. Ethik in der Krisenkommunikation verlangt Transparenz, Verantwortlichkeit und partizipative Elemente, um Glaubwürdigkeit und Legitimation zu sichern, gerade wenn militärische Konflikte Informationsrisiken und Desinformation bergen. Öffentliche Organisationen sind dadurch gefordert, strategische Kommunikationsprozesse zu entwickeln, die sowohl operativ bewältigen als auch normative Orientierung geben (Olsson 2014).

In Österreich zeigt sich die Bedeutung von Verwaltungsethik in internationalen Krisen besonders deutlich, da die staatliche Neutralität normative Spannungen erzeugt (Müller 2023). Die öffentliche Verwaltung und Entscheidungsträger:innen müssen zwischen rechtlicher Neutralität, humanitärer Verantwortung und gesellschaftlicher Erwartung abwägen, wodurch klassische Konflikte wie Schutz von Leben versus außenpolitische Neutralität entstehen (Trappe 2021). Verwaltungsethik verlangt in diesem Kontext nicht nur Legalität, sondern auch Legitimität und moralische Reflexion, um Entscheidungen nachvollziehbar und gesellschaftlich akzeptiert zu gestalten (Possard 2025). Krisenkommunikation muss die rationale Begründung dieser Positionen vermitteln, Transparenz sichern und Vertrauen in staatliches Handeln stärken (Schwaderer 2025). Insbesondere (Bürger:innen-)Partizipation und interministerielle Koordination sind dabei zentrale Instrumente, um ethische Prinzipien operational umzusetzen und Konflikte zwischen Neutralität und Solidarität zu moderieren. Österreichs Erfahrung zeigt, dass Neutralität in internationalen Krisen eine kontinuierliche ethische Prüfung für Verwaltung und Politik darstellt.

Im nachfolgenden Kapitel erfolgt eine Darstellung klassischer Theorien ethischer Kommunikation, insbesondere in Hinblick auf Krisenszenarien. Differenziert wird hierbei zwischen Theorien mit Fokus auf organisationale Interessen und Reputationsschutz (Situational Crisis Communication Theory, Image-Repair-Theorie) und individuellen Prozessen (beispielsweise das Four Component Modell).

Ethik und ethische Kommunikation in Krisenszenarien

4

In der Krisenkommunikation spielt Ethik eine zentrale Rolle, die weit über strategische Öffentlichkeitsarbeit hinausgeht. Unabhängig von ihrer Art sind Krisen für gewöhnlich durch enorme Unsicherheit, Zeitdruck und eine weitreichende Betroffenheit verschiedener Stakeholder:innen gekennzeichnet. Entscheidungen zur Kommunikationsstrategie, die in solchen Situationen getroffen werden, wirken sich nicht nur auf Institutionen und Organisationen aus, sondern auch auf die allgemeine öffentliche Sicherheit, das Vertrauen der Bürger:innen in die Verwaltung, sowie auf die Möglichkeit informierten Handelns auf individueller wie kollektiver Ebene. Daher gilt die Einhaltung ethischer Prinzipien als ein wesentliches Qualitätsmerkmal verantwortungsvoller Krisenkommunikation (Reynolds und Seeger 2014).

Die theoretische Analyse von Krisenkommunikation erfolgt zumeist mit Hilfe bekannter kommunikationswissenschaftlicher Modelle. Eine Theorie in diesem Zusammenhang ist die „Situational Crisis Communication Theory" (SCCT) (Coombs 2007). Grundlegendes Ziel der SCCT ist die Verringerung von Schäden, dies erfolgt unter der Systematisierung von Krisentypen und geeigneten Reaktionsstrategien. Allerdings verfolgt die SCCT tendenziell eine organisationszentrierte Sichtweise und berücksichtigt die Interessen betroffener Einzelpersonen nur begrenzt, was aus einer ethischen Perspektive kritisch zu betrachten ist. Ein weiteres Beispiel zur Analyse von Krisenkommunikation ist die „Image-Repair-Theorie". Diese beschreibt kommunikative Strategien zur Wiederherstellung der Glaubwürdigkeit von Organisationen und Institutionen, fokussiert jedoch hauptsächlich auf symbolisches Krisenmanagement und betont ethische oder gesellschaftliche Auswirkungen der Kommunikation weniger (Benoit 1997). Im Gegensatz hierzu

© Der/die Autor(en), exklusiv lizenziert an Springer Fachmedien Wiesbaden GmbH, ein Teil von Springer Nature 2026
M. Possard, S. Bleichert, *Ethik und Kommunikation in der Krisenverwaltung in Österreich*, essentials,
https://doi.org/10.1007/978-3-658-51316-0_4

existieren auch Modelle, die eine individuelle Perspektive verstärkt mitein-
beziehen. Zu nennen wäre hier beispielsweise das „Four Component Model" von
James Rest, welches ethisches Handeln als vierstufigen individuellen Prozess beschreibt. Es beleuchtet die Ebenen moralischer Sensibilität, des moralischen
Urteils, der moralischen Motivation und zuletzt des moralischen Handelns (Rest
1986). Das Modell von Rest beschreibt ethisches Verhalten als keinen einzelnen
Akt, sondern als Zusammenspiel der genannten Dimensionen unter Berücksichtigung der Interaktion kognitiver, motivationaler und handlungsbezogener individueller Fähigkeiten (ebd.).

Angesichts dieses theoretischen Hintergrunds wird die Wichtigkeit normativer
Prinzipien, die eine Krisenkommunikation aus ethisch reflektierter Sicht kenn-
zeichnen, verdeutlicht. Unter anderem sind Transparenz, Wahrhaftigkeit, Genauig-
keit, Zeitgerechtigkeit und Betroffenenorientierung hierbei von zentraler Bedeutung. In der Fachliteratur wird Transparenz als eine notwendige Voraussetzung für
die Aufrechterhaltung des öffentlichen Vertrauens beschrieben, insbesondere in
Krisen, die die Themen Gesundheit oder Sicherheit betreffen (O'Malley et al.
2009). Zeitgerechte Kommunikation wird als moralische Pflicht angesehen, da ver-
zögerte Informationsweitergabe unmittelbare Schäden erzeugen und Langzeit-
folgen verstärken kann. Eine empathische und partizipativ ausgerichtete Kommunikation ist von entscheidender Bedeutung; Betroffene sollen und dürfen nicht als
Randgruppe, sondern als zentrale Anspruchspersonen und -gruppen angesprochen
werden (Kim 2015).

Konflikte zwischen ethischen Prinzipien und organisationalen Interessen manifestieren sich oft als klassische Dilemmata. Hierzu zählen beispielsweise die
Antagonismen zwischen der Wahrung von Transparenz und der Vermeidung von
Panik hierdurch, zwischen dem Schutz sensibler Informationen und der Gewährleistung des öffentlichen Informationsanspruchs, sowie zwischen der Kommunikation von Botschaften, die rein der Reputation dienen, und einer kommunikativen
Praxis, die sich an den Bedürfnissen der Betroffenen orientiert. Normative Theorien, wie utilitaristische Ansätze (Maximierung des Gesamtnutzens), deonto-
logische Ethik (Pflicht zur Wahrheit) und Care-Ethik (Prinzip der Fürsorge), können hier strukturierte Leitlinien zur systematischen Legitimierung und moralischen
Begründung kommunikativer Entscheidungen bieten. Schlussendlich ist das Prinzip der Ethik in einer verantwortungsvollen Krisenkommunikation nicht als er-
gänzendes, sondern als strukturbildendes Element zu begreifen. Ethische Leitlinien sollen und müssen institutionell verankert werden, beispielsweise durch die
Einhaltung verbindlicher Transparenzstandards, klarer Verantwortungsstrukturen

und dem Abhalten kontinuierlicher Schulungen für alle Mitarbeiter:innen über alle Hierarchien hinweg.

Das folgende Kapitel stellt in Kürze die institutionellen und rechtlichen Rahmenbedingungen, welche maßgeblich zu ethischer Qualität staatlicher Krisenbewältigung beitragen, dar.

Diskussion zu institutionellen und rechtlichen Rahmenbedingungen 5

Entscheidend für die ethische Qualität staatlicher Krisenbewältigung sind die rechtlichen und institutionellen Rahmenbedingungen. Österreich stützt sich zur Bewältigung von Krisen auf eine Kombination aus Gesetzen und strukturellen Verwaltungspraxen. Schnelles, abgestimmtes Handeln soll ermöglicht werden, jedoch müssen rechtsstaatliche Kontrolle und ethische Legitimität stets gewährleistet sein. Das österreichische Krisenrecht beruht auf einer Vielzahl von Spezialgesetzen, die jeweils spezifische Gefährdungslagen adressieren. Allen voran gibt das B-KSG als Organisationsgesetz den institutionellen Rahmen vor. Auf Bundesebene geben beispielsweise das Epidemiegesetz 1950 und das COVID-19-Maßnahmengesetz zentrale Rechtsgrundlagen der Seuchen- bzw. Pandemiebekämpfung vor, während das Katastrophenschutzgesetz der Länder vor allem den Katastropheneinsatz und die zivile Gefahrenabwehr regelt. Auch Befugnisse der Verwaltung werden in diesen und anderen Gesetzen geregelt, im konkreten Zusammenhang des vorliegenden Werkes betrifft dies insbesondere, jedoch keinesfalls abschließend, das Gesundheits- und Innenministerium, die während vergangener Krisenszenarien unter hohem Zeitdruck agieren mussten. Doch gerade dieser Handlungsdruck wirft ethische Fragen hinsichtlich des sich darlegenden Spannungsfeldes zwischen Effizienz und ethischer Rechenschaftspflicht auf: Wie lässt sich demokratische Verantwortung sichern, wenn Entscheidungen schnell, (technisch) herausfordernd (zum Beispiel PCR-Massentestungen während der COVID-19-Pandemie) und ohne umfassende parlamentarische oder öffentliche Debatte getroffen werden müssen? Die Legitimation solcher Maßnahmen kann und darf nicht allein auf Rechtsgültigkeit beruhen, sondern muss darüber hinaus jedenfalls durch die Einhaltung ethischer

M. Possard, S. Bleichert, *Ethik und Kommunikation in der Krisenverwaltung in Österreich*, essentials, https://doi.org/10.1007/978-3-658-51316-0_5

Werte wie Verhältnismäßigkeit, Transparenz und Nachvollziehbarkeit ergänzt werden.

Eine weitere, in diesem Fall strukturelle Herausforderung in Österreich und der österreichischen Verwaltung, liegt in der föderalen Kompetenzverteilung. Themen wie Gesundheit, Katastrophenschutz und Energieversorgung sind in Österreich teils Bundes-, teils Landeskompetenz, wodurch Krisenmanagement in der Verwaltung eine komplexe Mehrebenenkoordination erfordert. Während der COVID-19-Pandemie wurde versucht, über Gremien wie die GECKO eine einheitliche, bundesweit gleiche, Steuerung zu erreichen. Dennoch haben sich deutliche Unterschiede in der konkreten Umsetzung zwischen den einzelnen Bundesländern, etwa hinsichtlich Quarantäneregeln oder Personenkontrollen gezeigt. Zwischen bundesweit zentraler Steuerung und Autonomie der Bundesländer liegt hier auch eine ethische Dimension: Der Föderalismus soll dem Grunde nach demokratische Nähe und Differenzierung der einzelnen Bundesländer ermöglichen. Gerade diese Eigenständigkeit und Selbstbestimmung bzw. -verwaltung kann in Krisen jedoch zu Unsicherheiten, Ungleichbehandlung oder Lücken bei der Verantwortungszuschreibung führen.

Wesentliche Grundpfeiler ethischen Handelns der Verwaltung bilden Werte wie Transparenz, Integrität, Verantwortlichkeit und Unparteilichkeit (Possard 2025). Zur Gewährleistung des Einsatzes dieser Werte im Entscheidungsfindungsprozess spielen Institutionen wie Rechnungshof, Volksanwaltschaft und verschiedene Ethikkommissionen eine wichtige Rolle. Der Rechnungshof überprüft beispielsweise Faktoren wie Wirtschaftlichkeit, Transparenz und Zweckmäßigkeit von Krisenmaßnahmen, während die Volksanwaltschaft unter anderem auch zum Schutz und zur Förderung der Bürger:innenrechte eingesetzt ist (Rechnungshof Österreich o. J.; Volksanwaltschaft o. J.). Ethische Fragen, wie etwa zur Impfpflicht oder zur Priorisierung medizinischer Ressourcen während der COVID-19-Pandemie, wurden zudem in spezialisierten Ethikräten (zu nennen wäre hier beispielsweise die Bioethikkommission des Bundeskanzleramtes) diskutiert (Bundeskanzleramt 2019, 2024). Die genannten Institutionen tragen daher dazu bei, dass Verwaltungshandeln nicht nur effektiv, sondern auch reflexiv und wertebasiert bleibt. Auch bilden verwaltungsinterne Integritäts- und Ethikkodizes eine Grundlage für moralisches Handeln. So betont zum Beispiel der Integritätskodex des Bundesdienstes die bereits zuvor beschriebenen Werte: Verantwortung, Transparenz, Unparteilichkeit und Achtung der Menschenwürde (Bundesministerium für Kunst, Kultur, öffentlichen Dienst und Sport 2020; Possard 2025). In Krisenzeiten gewinnen diese Grundsätze besondere Bedeutung: Sie können als Orientierungshilfe dienen, wenn die Interpretation gesetzlicher Vorgaben nicht eindeutig möglich ist oder ethische und moralische Konflikte raschen und effizienten

Entscheidungsprozessen gegenüberstehen. Gelebte Verwaltungsethik kann somit zu einem praktischen Kompass werden, der individuelles Handeln mit institutioneller Verantwortung verbindet.

Wie bereits zuvor erläutert, kann insbesondere die internationale Perspektive, auch im Sinne eines Erfahrungsaustausches und Zugewinns an Erkenntnissen, wertvolle Einblicke in die Thematik der Krisen- und Verwaltungsethik bieten. Diese soll im nun folgenden Kapitel beispielhaft anhand der Länder Deutschland, Schweden, Vereinigtes Königreich und Neuseeland erfolgen.

Ethik in der Krisenverwaltung: Internationale Vergleichsperspektiven öffentlicher Governance

6

6.1 Deutschland

Das deutsche Krisenmanagement ist durch eine ausgeprägte rechtlich-institutionelle Struktur sowie durch föderale Zuständigkeiten, ähnlich wie Österreich, gekennzeichnet. In Krisensituationen erfordert dies eine enge Koordination zwischen Bund, Ländern und Kommunen, was Entscheidungsprozesse komplex und zeitintensiv macht. Ethische Fragestellungen in diesem System werden häufig implizit über Rechtsnormen adressiert, während explizite ethische Leitlinien vergleichsweise schwach institutionalisiert sind (Schuppert 2011).

Besonders deutlich trat dies während der COVID-19-Pandemie hervor. Staatliche Entscheidungen mussten hier häufig in Zielkonflikten zwischen dem Schutz individueller Grundrechte, dem öffentlichen Gesundheitsschutz und der Sicherstellung staatlicher Handlungsfähigkeit getroffen werden (Kuhlmann et al. 2023). Ethische Fragen der Verhältnismäßigkeit, der Gleichbehandlung und der demokratischen Legitimation spielten dabei eine zentrale Rolle, wurden jedoch überwiegend juristisch und weniger normativ-ethisch begründet.

Auch im Bereich des Schutzes kritischer Infrastrukturen wird die ethische Dimension staatlichen Handelns in Deutschland zunehmend diskutiert. Fragen der Priorisierung, Resilienz und Ressourcenverteilung verdeutlichen, dass rechtliche Steuerung allein nicht ausreicht, um gesellschaftlich akzeptierte Entscheidungen in systemischen Krisen zu treffen (Kloepfer 2010). Der deutsche Fall eignet sich daher besonders für den Vergleich zwischen legalitätsorientierter Krisensteuerung und der Frage, inwiefern ethische Reflexion explizit in Governance-Strukturen integriert werden sollte.

M. Possard, S. Bleichert, *Ethik und Kommunikation in der Krisenverwaltung in Österreich*, essentials,
https://doi.org/10.1007/978-3-658-51316-0_6

6.2   Schweden

Schweden gilt international als Referenzbeispiel für die systematische Integration ethischer Prinzipien in öffentliche Entscheidungsprozesse, insbesondere im Hinblick auf das Gesundheits- und Krisenmanagement. Die schwedische Verwaltung greift auf explizit formulierte ethische Priorisierungsprinzipien zurück, die sowohl substanzielle Werte, wie Menschenwürde, Bedarfsgerechtigkeit und Solidarität, als auch prozedurale Kriterien wie Transparenz, Konsistenz und Nachvollziehbarkeit umfassen (Norheim 2016).

In Schweden werden diese Prinzipien nicht nur auf nationaler Ebene formuliert, sondern auch auf regionaler und lokaler Ebene in Entscheidungsprozesse eingebunden, etwa bei der Bewältigung von Pandemien oder infrastrukturellen Ausfällen (Persson und Savulescu 2011). Dabei wird anerkannt, dass unterschiedliche Krisentypen unterschiedliche Gewichtungen ethischer Prinzipien erfordern, was eine flexible, aber klar strukturierte ethische Governance notwendig macht. Ein zentrales Merkmal des schwedischen Modells ist die institutionelle Verankerung von Ethik als Bestandteil der Administration. Ethik fungiert nicht primär als individuelle Gewissensfrage, sondern als kollektiver Orientierungsrahmen für legitime Priorisierungsentscheidungen. Damit bietet Schweden ein besonders geeignetes Vergleichsbeispiel für die Analyse ethischer Entscheidungsverfahren in dezentralen, aber normativ stark gerahmten Verwaltungssystemen.

6.3   Vereinigtes Königreich (UK)

Die Krisenverwaltung im Vereinigten Königreich ist stark von einer normativ geprägten Governance-Tradition beeinflusst, in der ethische Führung, Verantwortlichkeit und Transparenz zentrale Bezugspunkte staatlichen Handelns darstellen. In der verwaltungs- und politikwissenschaftlichen Literatur wird insbesondere die Rolle von *ethical leadership* in Krisensituationen hervorgehoben. Ethisch reflektierte Entscheidungsprozesse gelten als entscheidend für die Aufrechterhaltung politischer Legitimität und öffentlichen Vertrauens, insbesondere unter Bedingungen hoher Unsicherheit und gesellschaftlicher Betroffenheit (Boin et al. 2016; 't Hart und Tummers 2019).

Im anglo-amerikanischen Verwaltungsverständnis wird Ethik, im Vergleich zu Deutschland oder Schweden, weniger über detaillierte rechtliche Vorgaben als vielmehr über normative Erwartungen an Führung, Integrität und Rechenschaftspflicht operationalisiert. Dies zeigt sich auch in der britischen Krisenkommunikation, die traditionell stark auf Transparenz, öffentliche Erklärungspflichten und persönliche Verantwortungsübernahme politischer Entscheidungsträger:innen ausgerichtet ist (Hood 2011). Krisen werden dabei als Bewährungsproben politischer und administrativer Führung verstanden, in denen moralische Orientierung, glaubwürdige Kommunikation und nachvollziehbare Entscheidungen entscheidend für die gesellschaftliche Akzeptanz staatlicher Maßnahmen sind. Zugleich wird seitens Kritiker:innen dieses Systems darauf hingewiesen, dass diese starke Personalisierung von Verantwortung Risiken birgt, etwa durch strategische Schuldzuweisungen oder symbolische Verantwortungsübernahme ohne strukturelle Lernprozesse (Bovens et al. 2014). Dennoch bietet das britische Modell wichtige Vergleichsimpulse für die Analyse ethischer Leitungsverantwortung, insbesondere hinsichtlich der Rolle von Leadership-Normen und öffentlicher Rechenschaft in Krisenzeiten.

6.4 Neuseeland als transkontinentale Vergleichsdimension

Neuseeland stellt ein transkontinentales Vergleichsbeispiel dar, in dem ethische Prinzipien explizit und formal in die staatliche Krisensteuerung integriert sind. Besonders deutlich wird dies in den *Ethical Guidance for a Pandemic*, die verbindliche normative Leitlinien für staatliches Handeln in Gesundheitskrisen festlegen. Diese umfassen unter anderem Gerechtigkeit, Nicht-Diskriminierung, Schadensminimierung, Verhältnismäßigkeit und den Schutz vulnerabler Gruppen (National Ethics Advisory Committee 2022).

Darüber hinaus ist die neuseeländische öffentliche Verwaltung durch ein stark normativ fundiertes Integritätsverständnis geprägt. Der *State Sector Act* sowie die Arbeit der *Public Service Commission* definieren ethisches Verhalten, politische Neutralität und Verantwortlichkeit ausdrücklich als Kernbestandteile professioneller Amtsführung (Public Service Commission 2020). Ethik ist damit nicht bloß Reflexionskategorie, sondern ein steuerungsrelevantes Element administrativer Praxis. Das *Coordinated Incident Management System* (CIMS) verbindet diese normativen Grundlagen mit einem strukturierten Rahmen für interinstitutionelle Zusammenarbeit in Krisen. Dadurch wird Ethik systematisch mit Effizienz, Koordination und Kommunikation verknüpft. Neuseeland bildet somit eine Governance-Struktur ab, in der ethische Prinzipien explizit operationalisiert und institutionell abgesichert sind.

Darüber hinaus wird in Neuseeland Ethik nicht nur als normatives Korrektiv, sondern als integraler Bestandteil evidenzbasierter Krisensteuerung verstanden.

Insbesondere während der COVID-19-Pandemie wurde ethische Entscheidungsfindung eng mit wissenschaftlicher Expertise verknüpft, wobei politische Maßnahmen systematisch entlang ethischer Kriterien wie Fairness, Schutz der besonders Vulnerablen und intergenerationeller Verantwortung bewertet wurden (Baker et al. 2020a, b). Die Verbindung von Public-Health-Ethik und Governance ermöglichte es, restriktive Maßnahmen nicht ausschließlich sicherheitspolitisch, sondern ausdrücklich moralisch zu legitimieren. Auch im Bereich der Krisenkommunikation zeigt sich ein ausgeprägtes ethisches Profil. Transparenz, Konsistenz und Empathie wurden als zentrale kommunikative Prinzipien identifiziert, die maßgeblich zur hohen gesellschaftlichen Compliance beitrugen (McGuire et al. 2020). Für die Wahrnehmung von Legitimität war hierbei die moralische Kohärenz zwischen politischen Entscheidungen und öffentlicher Kommunikation entscheidend (OECD 2023). Ethik fungierte nicht nur als Rechtfertigungsressource, sondern als strukturierendes Element staatlicher Kommunikationspraxis.

Insgesamt zeigt Neuseeland, dass eine explizit formulierte und institutionell abgesicherte Krisenethik die Fähigkeit staatlicher Systeme stärkt, auch unter extremem Entscheidungsdruck verantwortungsvoll zu handeln. Ethik wird dabei als kollektive Governance-Ressource verstanden, die Vertrauen, Resilienz und langfristige Legitimität fördert. Neuseeland bietet somit ein international relevantes Referenzmodell für die Integration von Ethik, Verwaltungshandeln und Krisenkommunikation in demokratischen Systemen.

6.5   Internationale Lehren für Österreich

Der angestellte internationale Vergleich zeigt, dass sich ethische Orientierung in der Krisenverwaltung nicht auf eine einheitliche institutionelle oder rechtliche Ausgestaltung reduzieren lässt, sondern vielmehr als Zusammenspiel von normativen Leitbildern, administrativen Strukturen und kommunikativer Praxis zu verstehen ist. Gemeinsam ist den betrachteten Fällen, dass ethische Fragen in Krisen regelmäßig dort virulent werden, wo staatliches Handeln unter Zeitdruck grundlegende Werte wie Freiheit, Sicherheit, Gleichbehandlung und Vertrauen neu austarieren muss (Boin et al. 2016).

Im Vergleich zu Deutschland zeigt sich, dass eine stark rechtsstaatlich und föderal geprägte Krisenverwaltung zwar hohe Anforderungen an Verhältnismäßigkeit und formale Legitimität erfüllt, ethische Abwägungen jedoch häufig implizit über Rechtsnormen erfolgen. Dies kann in akuten Krisen zu Spannungen zwischen rechtlicher Absicherung und handlungsleitender Orientierung führen (Kuhlmann et al. 2023; Schuppert 2011). Für Österreich ergibt sich daraus die Frage, ob ethische Kriterien stärker explizit, etwa durch Leitlinien oder Entscheidungsheuristiken, in das Verwaltungshandeln integriert werden sollten, um über die reine Legalität hinaus auch normative Transparenz zu schaffen. Das Vereinigtes Königreich verdeutlicht demgegenüber die Bedeutung von ethischer Führung und politisch-administrativer Verantwortung als zentrale Steuerungsressourcen in Krisen. Hier fungiert Ethik weniger als kodifizierter Maßstab, sondern als Bestandteil von Leadership-Normen, Rechenschaftspflichten und öffentlicher Kommunikation ('t Hart und Tummers 2019; Hood 2011). Für Österreich lässt sich daraus ableiten, dass insbesondere die kommunikative Vermittlung von Entscheidungsgründen und die persönliche Verantwortungsübernahme politischer und administrativer Führungskräfte eine zentrale Rolle für die Wahrnehmung von Legitimität spielen. Ein kontrastierendes Modell bietet Schweden, wo ethische Prinzipien systematisch in Entscheidungsprozesse integriert und administrativ operationalisiert werden. Die Unterscheidung zwischen substantiven und prozeduralen ethischen Prinzipien ermöglicht es, nicht nur Ergebnisse, sondern auch Entscheidungswege normativ zu bewerten (Norheim 2016; Persson und Savulescu 2011). Für den österreichischen Kontext eröffnet dies Anknüpfungspunkte für eine stärker prozessethische Perspektive auf Krisenmanagement und -kommunikation. Besonders deutlich wird die Rolle expliziter Ethik im außereuropäischen Vergleich mit Neuseeland. Dort sind ethische Prinzipien formell in nationale Krisenleitlinien eingebettet und als handlungsleitende Vorgaben für Verwaltung und Politik ausgestaltet (NEAC 2022). Ethik fungiert hier nicht nur als Reflexionsrahmen, sondern als integraler Bestandteil staatlicher Steuerung und professioneller Verwaltungsethik (Public Service Commission 2020).

Zusammenfassend legt der Vergleich nahe, dass eine zukunftsfähige und nachhaltige Krisenverwaltung in Österreich von einer expliziteren Verankerung ethischer Prinzipien, einer stärkeren Führungsethik sowie von transparenteren Entscheidungs- und Kommunikationsprozessen profitieren kann. Ethik erscheint dabei weniger als Zusatzdimension, sondern als zentrales Element staatlicher Handlungsfähigkeit und demokratischer Legitimität unter Krisenbedingungen.

Fazit und Conclusio: Quo vadis Krisenverwaltung? 7

Die Erfahrungen der letzten Jahre in Österreich verdeutlichen drei zentrale Erkenntnisse: Erstens erfordert effektive Krisenverwaltung eine klare ethische Orientierung, die Werte wie Verantwortung, Gerechtigkeit, Transparenz und Solidarität konsequent in Entscheidungsprozesse integriert. Zweitens wird deutlich, dass diese Orientierung in föderalen und komplexen Systemen besonders herausfordernd ist: Entscheidungen müssen zwischen Bund, Ländern und Gemeinden abgestimmt und zugleich moralisch reflektiert sowie nachvollziehbar sein. Drittens zeigt sich die zentrale Bedeutung institutionalisierter Reflexionsmechanismen: Ethikkommissionen, Leitlinien und Deliberationsprozesse erhöhen die Handlungsfähigkeit, stärken das Vertrauen in öffentliche Institutionen und reduzieren das Risiko ethischer Fehlentscheidungen.

Dass die öffentliche Verwaltung und die Politik in Krisensituationen häufig vor unerwarteten (ethischen) Herausforderungen stehen, kann anhand zahlreicher Exempel der vergangenen Jahre veranschaulicht werden. In solchen Zeiten müssen Entscheidungen oft unter Unsicherheit, erheblichem Zeitdruck und potenziell weitreichenden Konsequenzen sowohl für Einzelpersonen als auch die Gesellschaft getroffen werden. In diesen Kontexten wird die ethische Orientierung besonders bedeutsam: Die konsequente Einhaltung ethischer Werte erhöht nicht nur die gesellschaftliche Akzeptanz von Maßnahmen, sondern stärkt auch das Vertrauen der Bürger:innen in staatliches Handeln. Gelebte Verwaltungsethik bildet damit ein zentrales Fundament verantwortungsvollen staatlichen Handelns. Werte wie Transparenz, Integrität, Verantwortlichkeit und Unparteilichkeit sind zentrale Eckpfeiler, die die Nachvollziehbarkeit von Entscheidungen sichern und zugleich das Vertrauen der Bevölkerung fördern (Possard 2025). Darüber hinaus gewähr-

M. Possard, S. Bleichert, *Ethik und Kommunikation in der Krisenverwaltung in Österreich*, essentials, https://doi.org/10.1007/978-3-658-51316-0_7

31

leistet das Prinzip der Verhältnismäßigkeit, dass Maßnahmen angemessen und zumutbar bleiben, während Gerechtigkeit und Solidarität faire Entscheidungen und eine faire Verteilung von Ressourcen sichern. Vertrauen gilt dabei als eine der wichtigsten gesellschaftlichen Ressourcen. Nur wenn Bürger:innen überzeugt sind, dass Entscheidungen sachlich fundiert, ethisch verantwortbar und dem Gemeinwohl verpflichtet sind, unterstützen sie diese effektiv. Dies unterstreicht die Verantwortung politischer und administrativer Entscheidungsträger:innen, die möglichen Konsequenzen ihres Handelns sorgfältig zu prüfen und ihre Rechenschaftspflicht letztlich im Kontext verwaltungsethischer Prinzipien wahrzunehmen. Eine werteorientierte Krisenbewältigung setzt außerdem die ethische Kompetenz der Mitarbeitenden und aller Entscheidungsträger:innen voraus. Diese Fähigkeit darf nicht als selbstverständlich angenommen werden, sondern muss gezielt gefördert werden, zum Beispiel durch Führungskräfte, die maßgeblich die Organisationskultur prägen.

Um zukünftigen Krisen und außergewöhnlichen Belastungen der öffentlichen Verwaltung in Österreich gerecht zu werden, ist der Auf- und Ausbau einer werteorientierten und resilienten Krisenverwaltung unabdingbar. Eine solche Verwaltung zeichnet sich durch gesellschaftliche Verantwortung, Integrität und die Fähigkeit aus, gemeinsam aus Krisen zu lernen. Ziel ist es, Effizienz und Handlungsfähigkeit bestenfalls mit ethischer Verantwortung und sozialer Sensibilität zu verbinden, um Vertrauen in das staatliche Krisenmanagement zu stärken und die demokratische Legitimation auch in Ausnahmesituationen zu sichern. Summa summarum lässt sich festhalten: Krisenverwaltung ist immer auch ein moralischer Prüfstein. Nur wer ethische Prinzipien bewusst in Planung, Umsetzung und Kommunikation einbettet, kann nicht nur kurzfristige Problemlösungen liefern, sondern auch langfristige Legitimität und vor allem gesellschaftliche Resilienz sichern.

Was Sie aus diesem *essential* mitnehmen können

- Ethik ist eine konstitutive Dimension legitimen staatlichen Handelns, nicht eine bloße Ergänzung zur Legalität
- Verwaltungshandeln ist nie wertneutral, sondern stets moralisch mitverantwortlich für gesellschaftliche Folgen
- Krisen verschärfen ethische Dilemmata und machen normative Orientierung besonders notwendig
- Transparenz, Verantwortung und Gerechtigkeit sind zentrale Voraussetzungen für Vertrauen und Legitimität
- Eine institutionell verankerte Verwaltungsethik stärkt Resilienz, Lernfähigkeit und demokratische Stabilität

© Der/die Herausgeber bzw. der/die Autor(en), exklusiv lizenziert an Springer Fachmedien Wiesbaden GmbH, ein Teil von Springer Nature 2026
M. Possard, S. Bleichert, *Ethik und Kommunikation in der Krisenverwaltung in Österreich*, essentials,
https://doi.org/10.1007/978-3-658-51316-0

Literatur

Abdou, L. H. (2023): Migration und Migrationspolitik in Österreich. (Abgefragt am 07.11.2025, https://www.bpb.de/themen/migration-integration/regionalprofile/542609/migration-und-migrationspolitik-in-oesterreich/)

Ansell, C., Boin, A., Keller, A. (2010): *Managing Transboundary Crises.* Journal of Contingencies and Crisis Management, 18(4), 195–207.

Apel, K. O. (1990): *Diskurs und Verantwortung.* Frankfurt am Main: Suhrkamp.

Aristoteles. (2017). Nikomachische Ethik (E. Rolfes, Übers.; G. Bien, Hrsg.). Hamburg: Felix Meiner Verlag. ISBN 978-3-7873-0655-8.

Baker, M., Kvalsvig, A., Verrall, A. J., Telfar-Barnard, L., Wilson, N. (2020a): New Zealand's elimination strategy for the COVID-19 pandemic and what is required to make it work. N Z Med J. 2020 Apr 3;133(1512):10–14. PMID: 32242173.

Baker, M. G., Kvalsig, A. und Verall, A. J. (2020b): New Zealand's COVID-19 elimination strategy. Medical Journal of Australia; (5): 198–200.e1., https://doi.org/10.5694/mja2.50735

Benoit, W. L. (1997): Image repair discourse and crisis communication, Public Relations Review, Pages 177–186.

Bentham, J. (1789/2007). An Introduction to the Principles of Morals and Legislation. Mineola, NY: Dover Publications. ISBN 978-0-486-45452-8.

Boin, A., 't Hart, P., Stern, E., und Sundelius, B. (2016): The Politics of Crisis Management: Public Leadership Under Pressure. Cambridge: Cambridge University Press.

Bovens, M. (2007): Analysing and Assessing Accountability. *European Law Journal*, 13(4), 447–468.

Bovens, M., Goodin, R.E. and Schillemans, T. (2014): The Oxford Handbook Public Accountability. Oxford University Press, London. https://doi.org/10.1093/oxfordhb/9780199641253.013.0012

Bundeskanzleramt Österreich (2019, 2024): Bioethikkommission. (Abgefragt am 31.01.2026, https://www.bundeskanzleramt.gv.at/themen/bioethikkommission.html)

Bundesministerium für Finanzen (2025): Energiekrisenmaßnahmen. (Abgefragt am 07.11.2025, https://www.bmf.gv.at/services/startseite-budget/Monatliche-Berichterstattung/energiekrise.html)

Bundesministerium für Inneres (o.J.-a): Bundes-Krisensicherheitsgesetz. (Abgefragt am 06.11.2025, https://www.bmi.gv.at/magazin/2023_09_10/33_Bundes_Krisensicherheitsgesetz.aspx)

Bundesministerium für Inneres (o.J.-b): Krisen- und Katastrophenmanagement. Zivilschutz in Österreich. (Abgefragt am 06.11.2025, https://www.bmi.gv.at/204/skkm/katastrophenhilfe.aspx)

Bundesministerium für Kunst, Kultur, öffentlichen Dienst und Sport (2020): Die VerANT-WORTung liegt bei mir. Verhaltenskodex zur Korruptionsprävention im Öffentlichen Dienst. Eine Frage der Ethik. (Abgefragt am 04.11.2025, https://oeffentlicherdienst.gv.at/wp-content/uploads/2022/12/Verhaltenskodex_zur_Korruptionspraevention_im_oeffentlichen_Dienst.pdf)

Bundesministerium für Kunst, Kultur, öffentlichen Dienst und Sport (2024): Leitfaden Digitale Verwaltung: KI, Ethik und Recht. Praxisleitfaden für die Verwaltung, Version 2.0 (Abgefragt am 31.01.2026, https://oeffentlicherdienst.gv.at/wp-content/uploads/2024/09/250113_Leitfaden-Digitale-Verwaltung_2.0_A4.pdf)

Cameron J, Williams B, Ragonnet R, et al., Ethics of selective restriction of liberty in a pandemic. Journal of Medical Ethics 2021;47:553–562.

Coombs, W. T. (2007): Protecting Organization Reputations During a Crisis: The Development and Application of Situational Crisis Communication Theory. Corp Reputation Rev 10, 163–176.

Denhardt, J. V., Denhardt, R. B. (2015): *The New Public Service*. 4. Aufl., New York: Routledge.

European Commission (2023): Austria's contribution to the Country-specific recommendations (CSR) assessment. (Abgefragt am 04.11.2025, https://commission.europa.eu/system/files/2023-04/Austria_NRP_Annex_1_de_0.pdf)

European Committee of the Regions (o.J.): Austria – Immigration and Asylum. (Abgefragt am 04.11.2025, https://portal.cor.europa.eu/divisionpowers/Pages/Austria-Immigration.aspx)

European Group on Ethics in Science and New Technologies (2022). Values in times of crisis: Strategic crisis management in the EU. European Commission. https://smer.se/wp-content/uploads/2022/12/5-smers-etikdag-2022-nils-eric-sahlin.pdf

Europäisches Parlament (2022): Reaktion der öffentlichen Verwaltung der EU auf COVID-19. (Abgefragt am 06.11.2025, https://www.europarl.europa.eu/RegData/etudes/STUD/2022/733411/IPOL_STU(2022)733411(SUM01)_DE.pdf)

Habermas, J. (1998): *Faktizität und Geltung*. Frankfurt am Main: Suhrkamp.

Hart, P. 't Tummers, L. (2019): Understanding Public Leadership (second edition). London: Palgrave Macmillan.

Herndler, D. (2024): Strompreisbremse und Netzkostenzuschuss. (Abgefragt am 04.11.2025, https://www.finanz.at/zuschuesse/strompreisbremse/)

Hood, C. (2011): The Blame Game: Spin, Bureaucracy, and Self-Preservation in Government. Princeton: Princeton University Press.

Höffe, O. (2013). Ethik. Eine Einführung (2. überarb. Aufl.). München: C. H. Beck. ISBN 978-3-406-64492-0.

Huberts, L. (2014): *The Integrity of Governance. What it is, what we know, what is done, and where to go.* 2. Aufl., London: Palgrave Macmillan.

International Monetary Fund (2022): IMF Country Report No. 22/284. AUSTRIA 2022 Article IV Consultation – Press Release; Staff Report. (Abgefragt am 04.11.2025, https://www.imf.org/-/media/Files/Publications/CR/2022/English/1AUTEA2022001.ashx)

Jonas, H. (1979): *Das Prinzip Verantwortung.* Frankfurt am Main: Suhrkamp.

Kant, Immanuel (1785/1986). Grundlegung zur Metaphysik der Sitten. Stuttgart: Reclam. ISBN 978-3-15-004507-7.

Kettner, C., Wretschitsch, E. (2025): Support measures for Austrian households in the energy crisis: an analysis of social effectiveness and implications for energy efficiency. Energy Efficiency 18, 10.

Kieslich K, Fiske A, Gaille M, Galasso I, Geiger S, Hangel N, Horn R, Lanzing M, Libert S, Lievevrouw E, Lucivero F, Marelli L, Prainsack B, Schönweitz F, Sharon T, Spahl W, Van Hoyweghen I, Zimmermann BM. (2023): Solidarity during the COVID-19 pandemic: evidence from a nine-country interview study in Europe. Med Humanit. 2023 Dec 19;49(4):511–520.

Kim, Y. (2015). Toward an Ethical Model of Effective Crisis Communication. Business and Society Review, Vol. 120, No. 1 (2015): 57–81.

Kloepfer, M. (2010) Schutz kritischer Infrastrukturen, Baden-Baden: Nomos. https://doi.org/10.5771/9783845224114

Kuhlmann, S., Franzke, J., Dumas, B. P. und Heuberger, M. (2023): Regierungs- und Verwaltungshandeln in der Coronakrise. Fallstudie Deutschland. Universitätsverlag Potsdam.

Luhmann, N. (1991): *Soziologie des Risikos.* Berlin: de Gruyter.

Maesschalck, J. (2004): The Impact of New Public Management Reforms on Public Servants' Ethics. *Public Administration*, 82(2), 465–489.

McGuire, D., Cunningham, J. E. A., Reynolds, K. und Matthews-Smith, G. (2020): Beating the virus: an examination of the crisis communication approach taken by New Zealand Prime Minister Jacinda Ardern during the Covid-19 pandemic. Human Resource Development International, vol. 23, no. 4, pp. 361–379. https://doi.org/10.1080/1367886 8.2020.1779543

Mill, John Stuart (1863). Utilitarianism. London: Parker, Son & Bourn.

Müller, F. (2023): Neutrality in the Russia-Ukraine War. The Case of Austria from a constitutional and international law perspective (Master thesis). Universität Wien. https://phaidra.univie.ac.at/api/object/o%3A1941321/download

National Ethics Advisory Committee (NEAC). (2022): Ethical Guidance for a Pandemic. Wellington: Ministry of Health, New Zealand.

Norheim, O. F. (2016): Ethical priority setting for universal health coverage: challenges in deciding upon fair distribution of health services. BMC Med. 2016 May 11;14:75. https://doi.org/10.1186/s12916-016-0624-4. PMID: 27170046; PMCID: PMC4864904.

OECD (2023): *Drivers of Trust in Public Institutions in New Zealand.* OECD Publishing, Paris.

OECD, OECD Economic Surveys (2024): Austria 2024, OECD Publishing.

Oesterreichs Energie (2025): Energierecht – Ein Überblick. (Abgefragt am 07.11.2025, https://oesterreichsenergie.at/energierecht.html)

Olsson, E.-K. (2014): Crisis Communication in Public Organisations: Dimensions of Crisis Communication Revisited. Journal of Contingencies and Crisis Management. S. 113–125, https://doi.org/10.1111/1468-5973.12047

O'Malley P, Rainford J, Thompson A. (2009): Transparency during public health emergencies: from rhetoric to reality. Bull World Health Organ. 2009 Aug;87(8):614–8.

Persson, I. und Savulescu, J. (2011): 'Unfit for the Future? Human Nature, Scientific Progress and the Need for Moral Enhancement?, in: J. Savulescu, R. Ter Meulen, and G. Kahane (eds.), Enhancing Human Capacities. Oxford: Wiley-Blackwell. https://doi.org/10.1002/9781444393552.ch35

Pieper, A. (2017): Einführung in die Ethik. 7. Aufl., Tübingen: UTB.

Platon (ca. 380 v. Chr.): Politeia. In: Platon, Gesammelte Werke (Übers. Stenzel / Zeller). Hamburg: Meiner Verlag, 13. Aufl. 2011.

Platon (ca. 399 v. Chr.): Apologie des Sokrates. In: Platon, Gesammelte Werke (Übers. Stenzel / Zeller), Hamburg: Meiner Verlage, 13. Aufl. 2011.

Possard, M. (2025): Verwaltungsethik im Fokus: Ethische Grundlagen und Orientierungshilfen – ein kompaktes Nachschlagewerk für die österreichische Verwaltung. (2025). Wien: Facultas Verlag.

Prat, E. (2020): 15 ethische Fragen zur Corona-Krise. (Abgefragt am 07.11.2025, https://www.imabe.org/imagohominis/2/2020-personalisierte-medizin-ii/15-ethische-fragen-zur-corona-krise)

Public Service Commission. (2020): Code: Standards of Integrity and Conduct. (Abgefragt am 24.01.2026, https://www.publicservice.govt.nz/assets/DirectoryFile/Code-Standards-of-Integrity-and-Conduct.pdf)

Rawls, J. (1971): *A Theory of Justice*. Cambridge, MA: Harvard University Press.

Rechnungshof Österreich (o.J.): Was wir tun. Prüfen und Empfehlen. (Abgefragt am 06.11.2025, https://www.rechnungshof.gv.at/rh/home/was-wir-tun/was-wir-tun/Pruefen_und_Empfehlen.html)

Reininger, T. und Virokannas, I. (2024): OeNB Report 2024/10: Why natural gas prices rose markedly in 2021, strongly driving up inflation. (Abgefragt am 04.11.2025, https://www.oenb.at/en/Publications/Economics/reports/2024/report-2024-10-why-natural-gas-prices-rose-markedly-2021/)

Renn, O. (2008): *Risk Governance*. London: Earthscan.

Renn, O., Levine, D. (1991): Credibility and Trust in Risk Communication. In: Kasperson, R. & Stallen, P. (Hrsg.): *Communicating Risks to the Public*. S. 175–218.

Rest, J. R. (1986). Moral Development: Advances in Research and Theory. New York: Praeger.

Reynolds, B., Seeger, M. (2014): Crisis and Emergency Risk Communication (CERC) Manual. 2014 Edition Edited by: Centers for Disease Control and Prevention.

Rohr, J. A. (1989): *Ethics for Bureaucrats*. 2. Aufl., New York: Marcel Dekker, Inc.

Savulescu J. (2023): Ethics of Selective Restriction of Liberty in a Pandemic. In: Savulescu J, Wilkinson D, editors. Pandemic Ethics: From COVID-19 to Disease X. Oxford (UK): Oxford University Press; 2023 Apr.

Schulze Heuling D. (2021): Ethik und Corona: Normative Grenzen politischer Maßnahmen zur Eindämmung der Covid-19-Pandemie. Z Politikwiss. 2021;31(3):417–39.

Schuppert, G. F. (2011): Governance und Rechtsetzung. Grundfragen einer modernen Regelungswissenschaft. Baden-Baden: Nomos.

Schwaderer, C. (2025). Whom to Trust in Crises? The Influence of Communicator Characteristics in Governmental Crisis Communication. Media and Communication, 13, Article 10425. https://doi.org/10.17645/mac.10425

Specktor B. (2020), Coronavirus: What is 'flattening the curve,' and will it work? (Abgefragt am 07.11.2025, www.livescience.com/coronavirus-flatten-the-curve.html)

Spencer, S. et al. (2024): Contextualising Three Cities: Migrant Populations and Regulatory Frameworks. In: Migrants with a Precarious Status. IMISCOE Research Series. Springer, Cham.

Trappe, T. (2021): Zur Führungsethik im Rahmen der Bundeswehr und ihres Sanitätsdienstes. In: Trappe. T. (Hrsg.): Verwaltung – Ethik – Menschenrechte. S. 135–160. Springer Fachmedien Wiesbaden.

Ulrich, M. (2025): Unequally welcome: Austrians' differing attitudes towards Arab/Afghan and Ukrainian refugees. The impact of human values and perceived threat. Österreich Z Soziol 50, 17.

Volksanwaltschaft (o.J.): Die Aufgaben der Volksanwaltschaft. (Abgefragt am 06.11.2025, https://volksanwaltschaft.gv.at/die-volksanwaltschaft/aufgaben/)

von Aquin, T. (1265–1274): Summa Theologiae. Rom: Leonina-Ausgabe / dt. Herder-Ausgabe.

Wieser, F. (2023): GECKO wird vorzeitig aufgelöst. (Abgefragt am 22.10.2025, https://orf.at/stories/3309601/)

Yeh, M.-J. (2022): "Solidarity in Pandemics, Mandatory Vaccination, and Public Health Ethics", American Journal of Public Health 112.

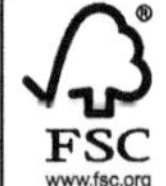